U0825776

图解指压祛百病丛书

轻松指压，远离高血压

郭长青　谭亚芹　高嘉琳◎编著

中国盲文出版社

图书在版编目（CIP）数据

轻松指压，远离高血压：大字版 / 郭长青，谭亚芹，高嘉琳编著. —北京：中国盲文出版社，2018.9

ISBN 978-7-5002-8333-1

Ⅰ. ①轻… Ⅱ. ①郭… ②谭… ③高… Ⅲ. ①高血压—穴位按压疗法 Ⅳ. ①R245.9

中国版本图书馆 CIP 数据核字（2018）第 037906 号

轻松指压，远离高血压

编　　著：郭长青　谭亚芹　高嘉琳
责任编辑：亢　淼
出版发行：中国盲文出版社
社　　址：北京市西城区太平街甲 6 号
邮政编码：100050
印　　刷：北京新华印刷有限公司
经　　销：新华书店
开　　本：880×1230　1/32
字　　数：30 千字
印　　张：2.5
版　　次：2018 年 9 月第 1 版　2018 年 9 月第 1 次印刷
书　　号：ISBN 978-7-5002-8333-1/R·1114
定　　价：10.00 元
销售服务热线：（010）83190297　83190289　83190292

版权所有　侵权必究　　　**印装错误可随时退换**

目录 CONTENTS

基础知识

一、高血压的危害

人们常说不知道自己血压高，也没什么不舒服，偶然测量时才发现。是不是高血压患者没有症状就不需要治疗了呢？回答当然是否定的！无论您是否有症状，您的血压都需要控制在正常范围内。只要血压超过140/90mmHg，对身体肯定有害，这一标准不是随便订出来的，是根据大量人群调查得出来的。

我们的身体有应对各种变化的能力，当您的身体对血压升高进行自我调节后，可能症状表现不严重，甚至没有任何不舒服，但是这不代表对您的身体没有损害。因此，如果您被诊断为高血压病，那么您就需要坚持治疗，使您的血压控制在正常范围内，尽可能使血压升高对您造成的危害减少到最小。

血压超过 140/90mmHg，就超出了正常范围，会损害大脑、心脏、肾脏等器官。

1. 高血压对脑血管的损害

大脑是人体的总司令部，出不得一点问题。为大脑提供营养的血管维持着大脑的正常工作需要。长期的血压升高，会使小动脉硬化，易于破裂出血或痉挛，进而导致脑出血或脑血栓的形成。

脑血管意外又称中风、脑卒中，包括脑出血、脑血栓、脑梗死、短暂性脑缺血发作。其病势凶猛，且致死率极高，即使不致死，大多数也会致残，是急性脑血管病中最凶猛的一种。这些脑血管疾病主要是长期血压升高导致的，而且很多情况下，这些疾病发生前患者不舒服的感觉并不很明显。流行病学调查发现，收缩压升高 10mmHg，脑卒中的发生率增加 50%；舒张压升高 5mmHg，脑卒中的发生率增加46%。长期较好地控制血压，可以使脑卒中的发生率下降35%～40%。从这两组数据我们不难看出，高血压对脑血管的危害以及降压治疗给大脑带来的益处。

2. 高血压对心脏的损害

心脏是一个泵，它的收缩和舒张为全身组织与器官提供必需的血供。心脏良好的工作状态需要两个必要条件：心肌功能良好和供应心脏营养的血管（即冠状动脉）功能良好。血压升高会导致心脏的负荷加重，心脏需要更加努力地工作，才能将足够的血液运输到周身，长此以往，心肌就会变得肥大，心脏功能就会受损，发生心力衰竭。高血压也是心脏动脉粥样硬化的危险因素。长期的血压增高使全身动脉血管硬化，产生斑块，尤以冠状动脉明显，血管腔变得狭窄，血液供应减少，心脏得不到充足的血液供应，导致冠心病，甚至心肌梗死的发生。因此，心力衰竭和冠心病是高血压对心脏的两个主要损害。血压升高会使心力衰竭的发生率增加6倍，冠心病的发生率增加40%以上。控制好血压，可以使心力衰竭的发生率下降50%，冠心病的发生率下降15%，心肌梗死的发生率下降25%。

3. 高血压对肾脏的损害

肾脏的主要功能是将人体的代谢产物排泄到体外，保持体内环境的平衡。长期高血压会导致肾动脉功能和压力发生改变，引起肾脏结构和功能的变化，最终出现肾功能衰竭。这也是高血压引起的常见并发症之一。控制血压可以使肾功能损害减少25%左右。同时合并糖尿病的患者，更应该注意对肾的保护。合并糖尿病的患者的血压需要控制在130/80mmHg以下。

血压升高对人体主要器官的损害是一个长期的慢性过程。在早期及中期，临床症状大多不明显，但是一旦出现临床症状特别是功能障碍，可能已经是晚期，大脑、心脏和肾脏等已经发生不可逆的损害，因此及早发现并控制高血压，完全可以避免或延缓器官的损害。有些患了高血压的中年朋友常认为：“我已经服用降压药物了，就可以了。”事实不是如此，我们的真正目的不是服药，而是服药后使您的血压达到正常标准，这样才能减少高血压带来的危害。

有些患者服用一段时间的降压药物后，血压正常了，他们就认为可以停药了，这也是错误的。目前的医疗手段还不能根治高血压病，只能靠生活方式的改善及药物治疗。多数情况下，高血压患者需要长期或者终身服药；极少数或特殊类型的高血压患者可能可以停止服药，这种病人也应该在专科医生的指导下逐渐减量或停用。

收缩压（高压）高而舒张压（低压）低，

说明已出现动脉硬化。高血压合并糖尿病更容易引起心、脑、肾损害。

二、西医学对高血压的分类

1. 按血压水平分类（单位：mmHg）

理想血压：收缩压＜120，舒张压＜80。

正常血压：收缩压＜130，舒张压＜85。

正常高值：收缩压130～139，舒张压85～89。

1级高血压（轻度）：收缩压140～159，舒张压90～99。

2级高血压（中度）：收缩压160～179，舒张压100～109。

3级高血压（重度）：收缩压≥180，舒张压≥110。

单纯收缩期高血压：收缩压≥140，舒张压＜90。

2. 按靶器官损害程度分类

（1）一期高血压：血压达到高血压的标

准，无心、脑、肾等并发症。

（2）二期高血压：血压达到高血压的标准，有心、脑、肾等重要器官的病变，但器官功能影响不大。主要表现为体检、X线、心电图或心脏超声波检查有左心室肥厚；眼底检查见有眼底动脉普遍或局部狭窄；蛋白尿1个“+”号以上，测血浆肌酐浓度轻度升高。

（3）三期高血压：血压达到高血压的标准，并有心、脑、肾等重要器官的病变，且器官功能异常，甚至出现器官功能衰竭。主要表现为脑出血或高血压脑病、心力衰竭、肾功能衰竭，以及眼底出血或渗出，有时伴有视神经乳头水肿。

3. 按病因分类

（1）原发性高血压：即高血压病，临床上以动脉血压升高为主要表现。95%的高血压病都属于这种情况。一般中老年人的高血压都是这种类型，降压治疗保护重要器官就可以了。

（2）继发性高血压（症状性高血压）：是指继发于某一种疾病之后发生的血压升高，其中大多数可通过手术等治疗技术去除病因而使其高血压得到治愈。最常见于患有肾脏疾病的病人，如急性肾小球肾炎、慢性肾小球肾炎、IgA肾病、糖尿病性肾病、痛风性肾病、风湿性疾病肾损害等。还可见于内分泌疾病患者，包括肾上腺疾病（如皮质醇增多症、原发性醛固酮增多症、嗜铬细胞瘤）、甲亢等。可引起高血压的还有心血管疾病，如动脉粥样硬化症、主动脉瓣关闭不全、动脉导管未闭等。另外还有药物性或医源性高血压，如儿茶酚胺类药物、肾上腺激素类药物、甲状腺激素类药物、口服避孕药、非类固醇消炎镇痛药等都有可能引起高血压。

三、盐分过度摄入引起高血压

35岁的Z先生是东北人，饮食一向口味偏重，甚至没有咸菜即食之无味。在一次体检中发现血压170/115mmHg，已患3级高血压。再询问家人情况，均是不同程度的高血压，而且都喜欢吃咸菜，可见是因为食盐摄入过量导致的高血压。

科学家们研究的结果表明：盐能使人体“水化”，就是说盐使细胞外液渗透压增大，人体内盐分多了，就会使水分也相应地增加，从而使过多的水分滞留在体内，因此引起高血压。因为盐中含钠离子和氯离子，食入过多，细胞内外钠离子浓度就会升高，随之出现细胞肿胀。小动脉壁平滑肌细胞肿胀后会使管腔狭窄外周阻力加大；另一方面使小动脉壁对血液中缩血管物质（如肾上腺素、去甲肾上腺素、血管紧张素）敏感性增加，引起小动脉痉挛，使全身各处细小动脉阻力增加，血压就会升高。长时间这样，就演变成真正的高血压了。

有人调查过日本东京北部地区居民的饮食习惯，他们平均每天吃盐 25 克，患高血压的人占全体居民的 30%～40%；在世界的另一些地区，每天吃盐只有 5～15 克者，患高血压的只有 8%～10%；生活在北极圈的爱斯基摩人，每天吃盐量低于 5 克，几乎没有患高血压的。因此，专家们建议，成年人每天的吃盐量最好不要超过 6 克。并不是吃盐多的就一定得高血压，但是会有很大的关系。研究结果表明，人群中约有 20%吃盐多的人会得高血压，这部分人医学上称为盐敏感者，而大部分（80%左右）人吃饭稍咸些并不会患高血压。

但是不管是从预防高血压的角度还是治疗高血压的角度，限盐都是有益的。

四、过度肥胖引起高血压

近些年，我国人民生活水平明显提高，肥胖者随之明显增多，这对预防高血压的发生发展来说并不是好现象。肥胖者中高血压病的发生率显著高于非肥胖者，这是已经临床观察所证实的事实。

肥胖促使高血压发生的原因是：肥胖病人体内脂肪组织大量增加，使血液循环量相应增加，亦使小动脉的外围阻力增加，心脏必须加强做功，增加心搏出量，以保证外周组织的血液供应。由此而致的小动脉硬化及左心室肥厚，促使高血压发生，加上肥胖病人体内存在一定程度的水钠潴留，进一步增加了血液循环量，加重高血压。

尽管肥胖可以引起高血压，但临床观察中的确有不少肥胖者的血压正常，这可能与机体本身的代偿能力有关。当然，代偿能力是有限的，一旦失代偿则会出现血压升高。

减轻体重是防止高血压发生的有效措施，甚至已经发生高血压的肥胖者，经低热量饮食疗法使体重下降后，高血压也可自行缓解。

遗传因素对肥胖者高血压的发生也有一定影响，具体机制尚不清楚。

所以，从防治高血压的角度看，必须提倡合理饮食和适当运动，防止饮食中摄入的总热量超过机体的消耗量，否则将导致肥胖而易发生高血压。

五、情志不遂引起高血压

有这样一个病例：患者张某，女，35 岁，平素身体健康，多年体检血压正常。一日正上班期间，忽有人来告知，其儿子在上学途中遭车祸死亡。患者闻此消息，犹如晴天霹雳，半晌说不出话来。此后数月一直陷在思儿悲痛中而不能摆脱，经常感觉头晕，后经医院诊断为原发性高血压病。

还有一个病例：患者李某，男，72 岁，患高血压病 20 年。有一天他与老友一起打麻将，三圈之后牌逐渐顺起来，他摸了一张牌后，只听他叫了一声“双七对自摸”，便突然从凳子上跌了下去，接着神志不清，喷射性呕吐，牌友们尚未来得及送他到医院抢救，李某便去世了。医生分析说，李某是激动过度而致血压骤升，发生了脑溢血而引起的死亡。

上述两个病例，第一例告诉我们，不良的情绪可以导致高血压病；第二例则告诉我们，不良的情绪可以导致高血压加重。因此，有人认为高血压病的真正元凶，不仅仅是饮食因素，也与情志不良有关。

现代心身医学研究表明，一个人如果长期处于愤怒、紧张、恐惧状态，特别是严重的惊吓之下，更容易导致复杂的神经、内分泌系统调节功能紊乱，使血管紧张性神经冲动占优势，全身小动脉张力增加，细小动脉痉挛，外周阻力增高，血压迅速上升。如果这种状态得不到改变，便会使已经升高的血压固定下来，久之，则形成高血压病。还有实验研究证实，在焦虑和恐惧的情况下，血中肾上腺素的浓度增高，心率加快，心输出量增加，造成收缩压上升；而在愤怒和敌意时，血中去甲肾上腺素浓度增高，末梢血管阻力增加，导致舒张压上升。

长期处于精神高度紧张状态的汽车驾驶员，较一般人易发生高血压病。具有A型性格的人，由于其好胜心强，雄心勃勃，具有竞争性和明显的压力感，因此也较其他人易患高血压病。生活中的各种不良因素，如拥挤的住房、恶劣的工作环境、紧张的人际关系、经济上的入不敷出、家庭不和等等，都可潜移默化地影响情绪，导致血压增高。

六、过度吸烟酗酒引起高血压

吸烟能引起血压升高吗？20 世纪 60 年代初，高血压和吸烟先后被确认为心脑血管疾病的危险因素，而且证明吸烟的高血压患者更易发生或加重靶器官的损害。从此，各国专家为推动戒烟、保护人们健康进行了不懈的努力。

为了证实吸烟对我国人群血压的影响，医学专家应用 24 小时动态血压监测方法，对血压正常者及高血压患者进行了系统观察与研究。在偶测血压正常者中，吸烟组高血压患病人数明显高于不吸烟组。研究结果提示吸烟可引起正常血压者血压升高及心率加快，尤其是白天吸烟后血压升高和心率增快更明显。

研究发现，香烟中的成分较复杂，含有多种化学物质。而香烟燃烧产生的烟雾中，对人体有害的物质就多达 30 余种，其中以烟焦油、尼古丁、一氧化碳、苯并芘、丙烯醛、亚硝胺等危害较大。研究证明，对血压影响最大的是尼古丁。每支香烟约含 20 毫克尼古丁，一般吸入人体的量约 2～3 毫克。尼古丁可引起小动脉痉挛，血管壁脂肪沉积，还可影响降压药物的正常代谢，干扰治疗效果。每次吸烟后即可引起短暂的血压升高，收缩压与舒张压均升高，心率、心搏出量也有所增加，而四肢皮肤温度与血流量却明显下降。大量吸烟可使血中碳氧血红蛋白上升 40～50 克/升，影响氧气的运输。统计资料显示，吸烟者心血管疾病的患病率是不吸烟者的 2.6 倍，其中吸烟者高血压性心脏病的发病率是不吸烟者的 1.5 倍。因此，吸烟与高血压有密切关系。

因此，无高血压的人戒烟可预防高血压的发生，已有高血压的人则更应戒烟。研究发现，吸烟不仅对自己有害，而且对被动吸烟者危害更大。因此，吸烟有百弊而无一利。

酗酒，特别是饮高度酒精含量的白酒是高血压、中风的主要原因之一。俄罗斯人喜欢喝伏特加酒，其中风发病率在世界上“名列前茅”；而欧洲人不饮白酒，多喝葡萄酒和啤酒，中风发病率明显要低。我国目前餐桌上应酬时常有不喝白酒不够朋友、“感情深，一口闷；感情浅，舔一舔”的风气。喝一杯白酒（2两）便会引起心率加快，血压上升，长期饮酒会成瘾，形成恶性循环，并常以中风告终。

关于高血压病人长期、少量饮酒是否有益，这一直是大家关心和争论的问题。有人说每天饮葡萄酒可以降脂降压，有好处。少量饮酒确实有扩张血管、活血通脉、消除疲劳的功效。因此，寒冬季节或者逢年过节适量喝一些酒精含量低的啤酒、葡萄酒、黄酒，对人体有一定好处。虽然有人发现，少量饮酒能增加血液中有益的高密度脂蛋白，但同时也发现，在高密度脂蛋白升高的同时，甘油三酯也会升高。此外，酒还会部分抵消某些降压药物的作用。

所以说，高血压病患者虽然不是绝对忌酒，但是应该因人而异，不应该把长期少量饮酒作为预防冠心病的治疗选择，更不应该低估嗜酒对身心健康的损害。

指压治疗

七、指压疗法治疗高血压的优点

指压是用手掌、拇指、手指关节、肘、膝，甚至是脚沿着经脉循行路线对穴道和经络进行施压。指压不但安全而且简便有效，对维持健康、增强活力、均衡气血起着重要的作用。

指压法是不需要借助任何工具，在任何地方都可以进行的一种疗法。当然也可以借助身边的一些工具来做指压，在家里可以边休息边做。可以说指压是简便易行的一种预防疾病和恢复健康的家庭疗法。

当然，仅仅依靠指压法而不注意日常的养生也是不行的。只有注意平时的饮食、睡眠、运动等保健方法，努力调整身体状况的同时，指压法才能对人体产生积极的作用。

八、对任何一种高血压都适合的指压疗法

高血压在初期几乎无自觉的症状，因此有不少人大概连自己有高血压也不知道。随着血压升高，动脉就会逐渐出现硬化。若是血管太细或受寒等，血管破裂，就会引起脑溢血。日常血压高时通常要注意，但血压也有突然上升的情形，这时容易发生心脑血管意外等危险。

为了避免这种危险的发生，请务必记住指压疗法。或许会夺走你生命的高血压，可以靠你自己才能得到救治。以下介绍几种治疗高血压的指压疗法。

（一）对手的指压

方法：取舒适的坐位，两手互相搓揉 30 秒；左手拇指和另四指逐个握压右手手指，每个手指 30 秒，然后交替进行；用拇指中等力度按压对侧手掌，左右各 2 分钟。

（二）对脚的指压

方法：用手捏住脚趾，逐个按压，左右

同时进行2分钟；用拇指用力按压脚底，特别是脚心，左右各2分钟；用手掌叩打脚跟，以不痛为度。

（三）对穴位的指压

1. 指压“高血压点”

“高血压点”位于脚的大踇趾趾根上，背侧粗横纹的中央处即是。

方法：慢慢地吐气，用两手的大拇指强力按压此处6秒钟。在两脚的穴位各做3次，每天可做10次。不间断地做此指压法1年，无论多高的血压，都可有很显著的疗效。

2. 指压降压关键穴——太冲、太溪和曲池

高血压一般分肝阳上亢和肝肾阴虚两种证型。肝阳上亢的人经常脸色发红，脾气也相对比较暴躁，特别容易着急，这种人血压的波动比较大。肝肾阴虚的人经常会觉得口渴、腰酸腿软、头晕耳鸣等，一般血压波动不大。不管是什么证型，肝阳上亢或者肝肾

阴虚，都是肝肾两脏的问题。肝五行属木，主藏血，主升发；肾五行属水，主闭藏；水生木，两脏属相生关系。肝木如果没有肾水的滋润，它就会升发太过，血压就会升高；如果肾水充足的话，可以柔克刚，把肝的那份“刚性”中和一下，这样就能避免升发太过，血压升高，从而大大减少心脑血管发病的几率。人体有三个降压关键穴——太冲、太溪和曲池，应当好好地利用。

（1）太冲穴：位于足背，第1、2跖骨结合部前方的凹陷处（图2－1）。按揉3～5分钟，可疏肝理气，平肝降逆。

（2）太溪穴：位于足内侧，内踝后方与脚跟骨筋腱之间的凹陷处（图2－2）。按揉3～5分钟，可滋阴益肾。

（3）曲池穴：屈肘成直角，位于肘横纹外侧端与肱骨外上髁连线的中点处（图2－3）。按揉3～5分钟，可清热解表，疏经通

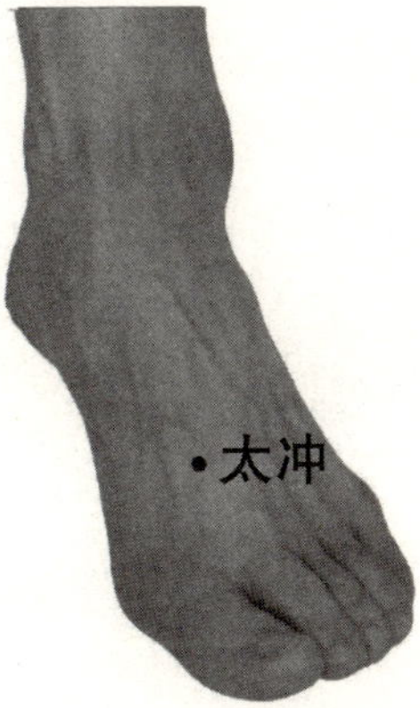

图 2－1　太冲

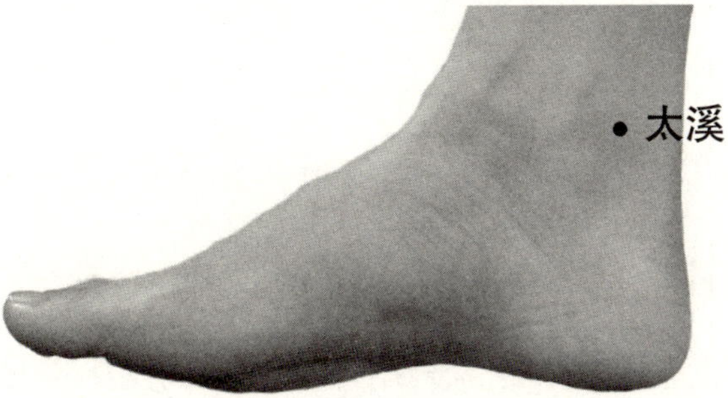

图 2－2　太溪

络。该穴不仅可以降血压，还可以清热退烧，是退烧的特效穴。

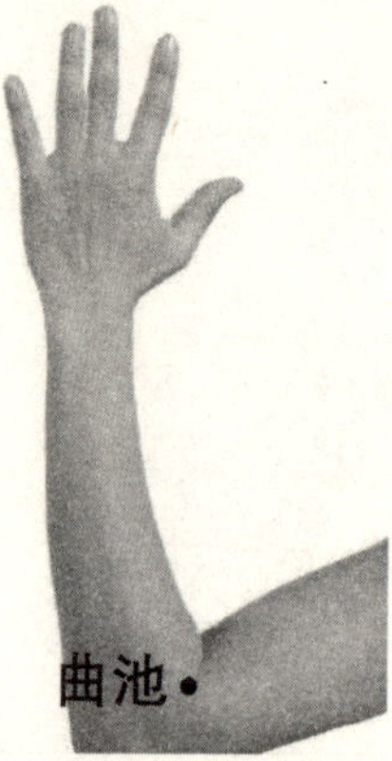

图 2－3　曲池

3. 指压其他穴位

中医经络学上认为人体有千百个穴位，并且这些穴位都与人体的功能器官有着直接联系。因而对人体上的穴位进行按摩，不仅可以调整微血管的舒缩，解除小动脉痉挛，而且能疏通气血、调和阴阳，对预防和治疗高血压病有着十分明显的作用。

（1）百会穴：百会穴位于头顶的正中央。可用手掌紧贴百会穴呈顺时针旋转，一圈为一拍，每次约做 32 拍，可宁神清脑，降低血压（图 2－4）。

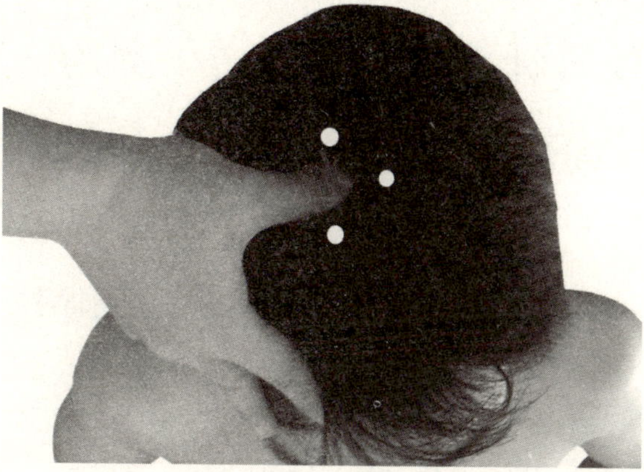

图 2－4　百会

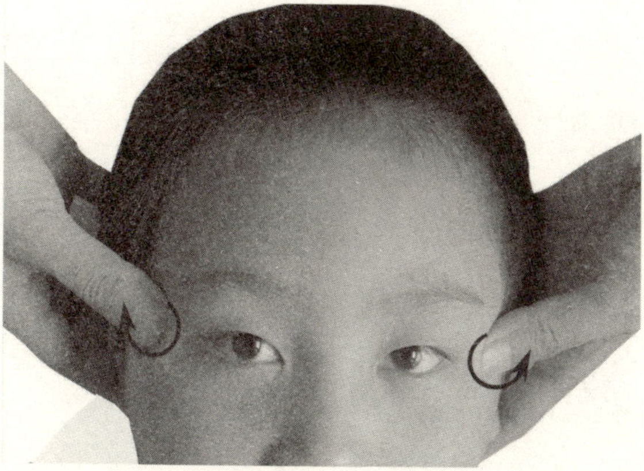

图 2－5　太阳

（2）太阳穴：位于颞部，眉梢与目外眦之间的凹陷处（图 2－5）。用手指按着太阳穴，呈顺时针旋转，每旋转 1 周为 1 拍，每次约做 32 拍，可清脑明目，疏风解表，止头痛。

（3）风池穴：位于项部，胸锁乳突肌与斜方肌上端之间的凹陷中（图 2－6）。当枕骨之下用双手拇指按揉双侧的风池穴，呈顺时针旋转，1 周为 1 拍，每次约做 32 拍，可清脑提神，明目降压。

（4）内关穴：位于腕横纹上 2 寸，掌长肌腱与桡侧腕屈肌腱之间（图 2－7）。凡是高血压的患者，心脏一般都或多或少会有问题。内关穴是心脏保健第一穴，辅助降压效果好。按揉内关穴可宁心安神。

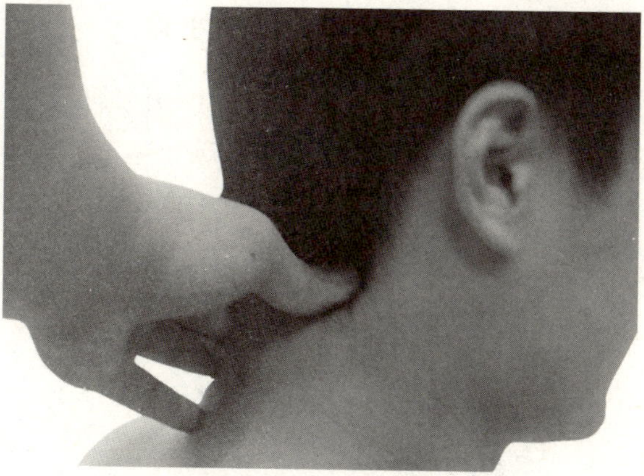

图 2－6　风池

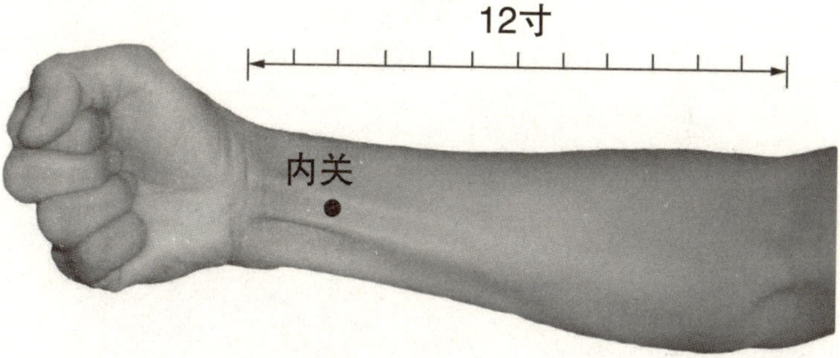

图 2－7　内关

（5）合谷穴：位于手背，第 1、2 掌骨间，第 2 掌骨桡侧的中点处（图 2－8）。按揉合谷穴可疏风散表，宣通气血，升清降浊。

（6）足三里：位于小腿外侧，外膝眼下 3 寸（图 2－9）。按摩足三里可调理脾胃，补中益气，通经活络，疏风化湿。

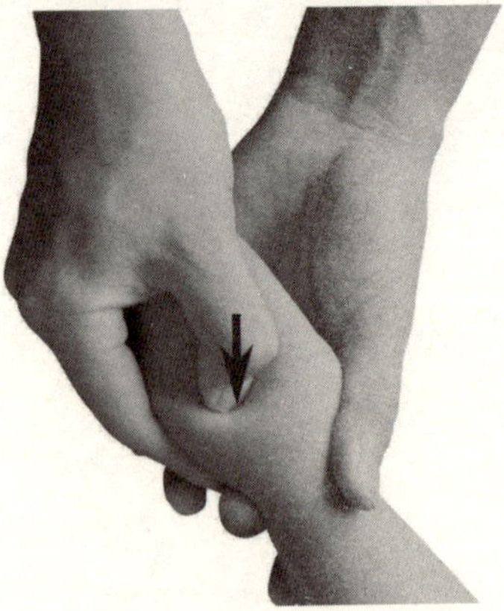

图 2－8　合谷

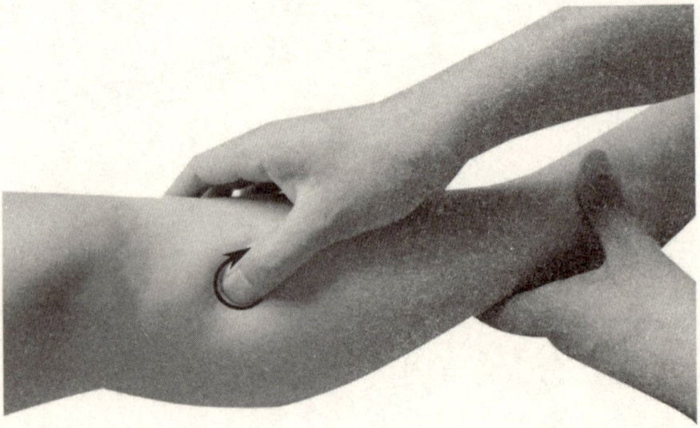

图 2－9　足三里

（7）三阴交：三条阴经交会的地方，位于小腿内侧，内踝上 3 寸处（图 2－10）。按揉三阴交可健脾益血，调肝补肾，安神助眠。

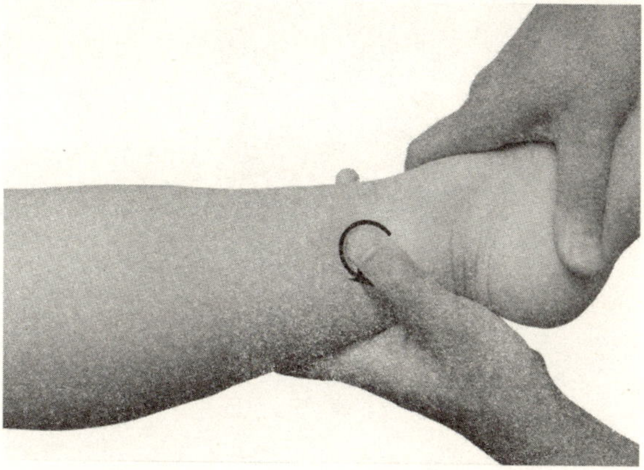

图 2－10　三阴交

（8）涌泉穴：位于足底部，蜷足时足前部凹陷处，约当足底第 2、3 跖趾缝纹头端与足跟连线的前 1/3 与后 2/3 交点上（图 2－11）。按摩涌泉穴可滋阴益肾，平肝息风。

4. 自我按摩降压保健操

预备姿势：患者衣着宽松，取正坐位，精神放松，双目微闭，两足分开与肩同宽，

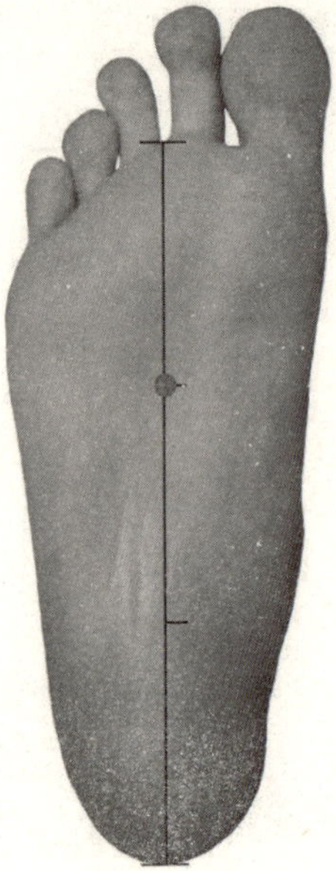

图 2－11　涌泉

双手平放在大腿上，呼吸均匀，舌抵上腭。

（1）明目：两手食指指腹分别放在左右攒竹穴（在面部，当眉头凹陷中，眶上切迹处），两手拇指指腹分别放在左右太阳穴上，然后食指与拇指同时下压做环状揉动。

（2）平肝：两手中指重叠以指腹放在百会穴上，两手拇指指腹分别放在左右率谷穴

（位于耳尖直上入发际 1.5 寸，图 2－12）上，然后中指与拇指同时下压做环状揉动。

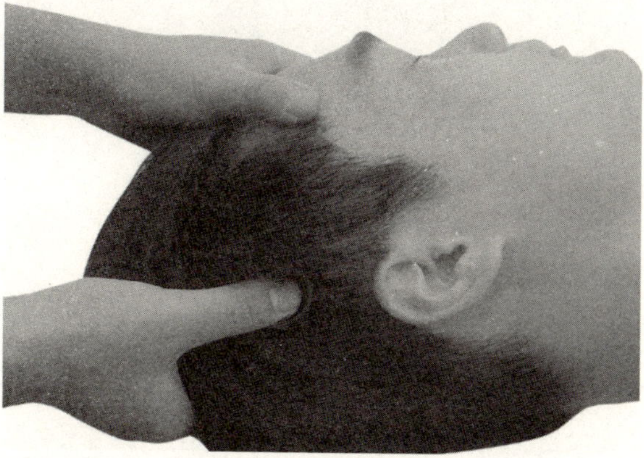

图 2－12　率谷

（3）止眩：两手中指指腹分别放在左右风池穴上，两手食指指腹分别放在左右天柱穴（位于后发际正中旁开 1.3 寸处，图 2－13）上，然后中指与食指同时做环状揉动。

（4）醒脑：以双手十指为梳，自前发际起向后梳至枕部，左右手交替进行。

（5）降压：先将右手大鱼际放在左侧桥弓穴（位于人体颈部两侧的大筋上，左右移

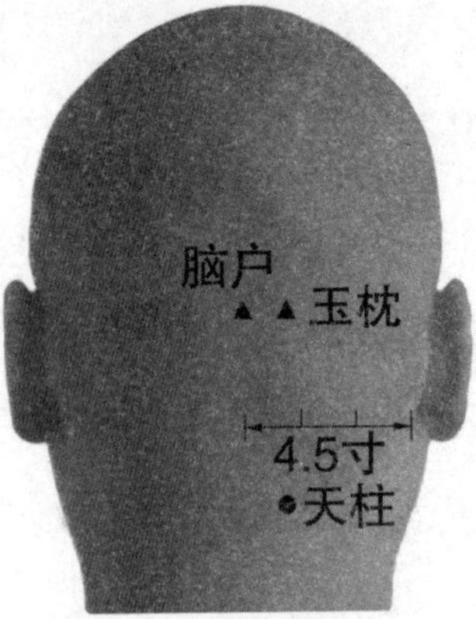

图 2－13　天柱

动头部的时候可感觉到）上，然后轻缓向前下方抹至锁骨上窝部；再将左手大鱼际放在右侧桥弓穴上，然后轻缓向前下方抹至锁骨上窝部。此法只能由后上向前下方向。手法力量宜轻缓，切莫用力过度。

（6）清热：先将右手拇指指腹放在左侧曲池穴上，在该穴做指揉法；再将左手拇指指腹放在右侧曲池穴上，做指揉法。

（7）补心：先将右手拇指指腹放在左侧内关穴上，在该穴做指揉法；再将左手拇指指腹放在右侧内关穴上，做指揉法。

（8）调气：先两肘微屈，双手手腕自然下垂，两上肢缓缓上举至手与眼平，同时吸气；再慢慢将上肢放下，同时呼气。如此反复进行数次，患者感到轻松舒适，即可结束全套动作。

降压保健操每日可重复做 2～3 次，可以起到防治高血压病的作用。

5. 针对不同血压状况的治疗

（1）收缩压高的高血压：敲击两侧三阴交。刺激三阴交的降压效果实际上比服很多降压药都要好，还没有副作用。三阴交是足部三条阴经（足厥阴肝经、足太阴脾经、足少阴肾经）交会的穴位。这三条阴经与高血压都有关系，肝藏血，脾统血，而肾藏精，精又生血。所以，多数收缩压高的高血压患者都有一个共同的特点，那就是三阴交这个穴位特别敏感，用大拇指一按，马上就有痛或者酸胀的感觉。只要您每天揉按时有这种感觉出现，就证明三阴交降血压的效果出来了。但如果按揉时没感觉，那您可要注意了，这种情况说明您的这个穴位正在慢慢“失灵”，您要适当加大力度，每天按摩 10 分钟以上，让它重新恢复降压效果。

（2）舒张压高的高血压：敲击两侧悬钟穴（外踝尖上 3 寸，腓骨后缘）。现在市面上的降压药有许多种，它们大多是高压、低压一起降，还容易引发一系列并发症，很多高血压病患者就会问：“有没有更安全、更有效，还专降舒张压的药物呢？”“有！”那就是悬钟穴。悬钟穴是胆经上的穴位，它专管人体骨髓的汇集，“髓生血”，所以这个穴位疏通经络、行气活血的功能特别强，是人体天生的降舒张压的药。悬钟穴一定要每天都敲，一次至少 10 分钟，而且敲打的时候要注意，力度太小是达不到预期效果的。如果穴位没有酸痛感，那您更要加大力度。

（3）血压急剧升高：最方便、快捷的方法就是两耳尖放血。耳尖是人体气血比较薄弱的地方，也是气血很容易阻塞的地方，只要把耳尖疏通开，就能减缓急速升高的血压对头部的压力。高血压病患者家里最好准备一些针灸用的三棱针或者医院里用的那种一次性采血针，记得事先一定要对针具消毒。如果情况紧急，身边没有消毒药水和上述针具，也可以用缝衣针在火上烧一下代替使用。耳尖放血后，血压会迅速降低。这时再去敲击三阴交或悬钟穴，就可以巩固急救效果。

九、生气导致高血压（肝阳上亢型）的指压疗法

［配穴方 1］

选穴：足部的太冲、行间、太溪穴，背

部膀胱经的膈俞、肝俞穴，头面部的百会、太阳、攒竹、印堂、风池穴，上肢部的曲池穴。

手法：按揉太冲、行间（位于足背侧，当第1、2趾间趾蹼缘的后方赤白肉际处，图2－14）、太溪、膈俞（位于后背，当第7胸椎棘突下，旁开1.5寸，图2－15）、肝俞（位于后背，当第9胸椎棘突下，旁开1.5寸，图2－15）、曲池穴各3～5分钟。

另外几个穴位的按摩方法如下：身体放松，思想集中，静坐10分钟；用双手拇指指腹重叠按揉百会、太阳、攒竹穴各2分钟；用按摩棒按压、摩擦风池穴2分钟；将双手五指分开成爪形，由前发际向后发际抹动，如十指梳头状，反复30次，或用木梳代替手指；用双手拇指指腹重叠按揉印堂穴2分钟；用双手拇指指腹从眉头推至两侧眉梢后的太阳穴2分钟。

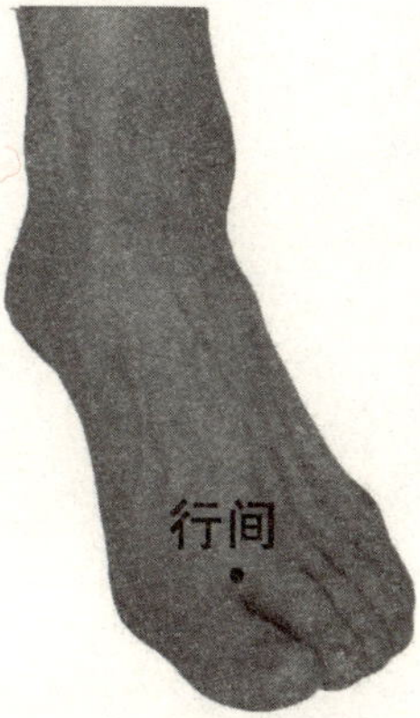

图 2－14　行间

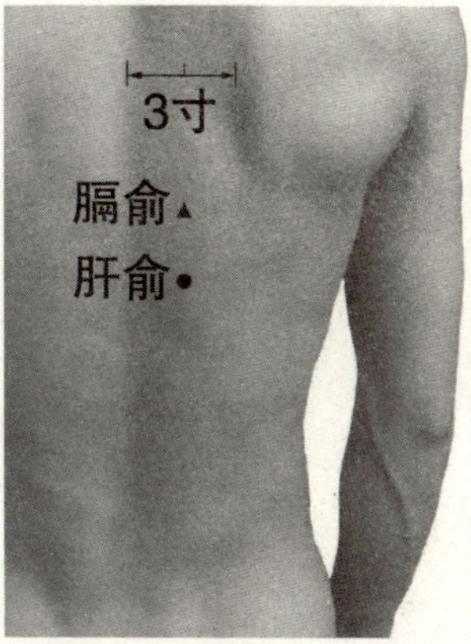

图 2－15　膈俞、肝俞

[配穴方 2]

选穴：印堂、内关、丰隆。

手法：用指压法。先强压丰隆（位于人体的小腿前外侧，外踝尖上 8 寸，图 2－16）、内关各 1.5 分钟，可左右两侧同时进行操作；再推印堂 1.5～3 分钟。每日 1 次。

[配穴方 3]

选穴：高血压点。

手法：用指压法。慢慢地吐气，用两手大拇指强力按压高血压点 6 分钟，每侧各做 3

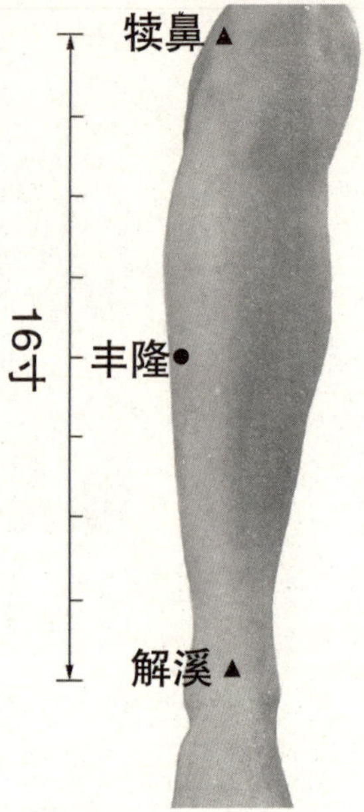

图 2－16　丰隆

次，每天可做 10 次。连续治疗 1 年，对高血压有佳效。

［配穴方 4］

选穴：印堂、太阳、丰隆、内关、曲池。

手法：用指压、推压法。先强压丰隆、内关、曲池，再从印堂推至太阳穴，揉太阳穴。每次做 15 分钟，每日 1 次。

［配穴方 5］

选穴：天柱、内关、血压点。

手法：用指压法。强压天柱、内关穴和血压点（在第 6、7 颈椎棘突旁开 2 寸）各 1.5～3 分钟，每日 1 次。

［配穴方 6］

选穴：高血压点、血压点、内关、零落五。

手法：用指压法。两手拇指指腹先强压高血压点，再压内关，零落五（在手背第 2、3 掌骨间，指掌关节后 1 寸处），然后再压血压点，各压 1.5～3 分钟，每日或隔日 1 次。坚持治疗，疗效显著。

若配用外敷方，则疗效更好。方用吴茱萸、桃仁各 15 克，小麦面粉 9 克，鸡蛋 1 枚。先将吴茱萸、桃仁分别研成粉末，加入小麦面粉和匀，再用鸡蛋清调成糊状，做成 2 个小药饼，贴敷两足心涌泉穴，外以纱布包扎固定，翌晨去掉，连续敷数次。

[配穴方 7]

选穴：天柱、内关、阳陵泉。

手法：用指压法。强压天柱、内关、阳陵泉（位于小腿外侧，当腓骨小头前下方凹陷处，图 2－17）各 3 分钟，每日 1 次。

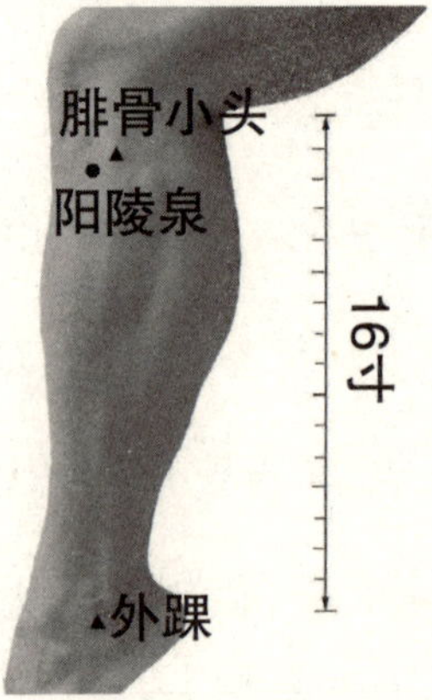

图 2－17　阳陵泉

[配穴方 8]

选穴：百会、曲池、内关、丰隆。

手法：用指压、揉压法。先揉压百会 1.5 分钟，再依次强压曲池、内关、丰隆穴各 1～3 分钟。每日 1 次，10 次为 1 疗程。

［配穴方9］

选穴：分三组：一为印堂、头维（当额角发际上0.5寸）、太阳、率谷、风池、桥弓；二为中脘（位于人体上腹部，前正中线上，脐上4寸，图2－18）、神阙（位于脐中央，图2－19）、气海（位于下腹部，前正中线上，脐下1.5寸，图2－20）；三为肾俞（位于后腰部，第2腰椎棘突下，旁开1.5寸，图2－21）、命门（位于后腰部，后正中线上，第2腰椎棘突下凹陷处，图2－22）、涌泉。

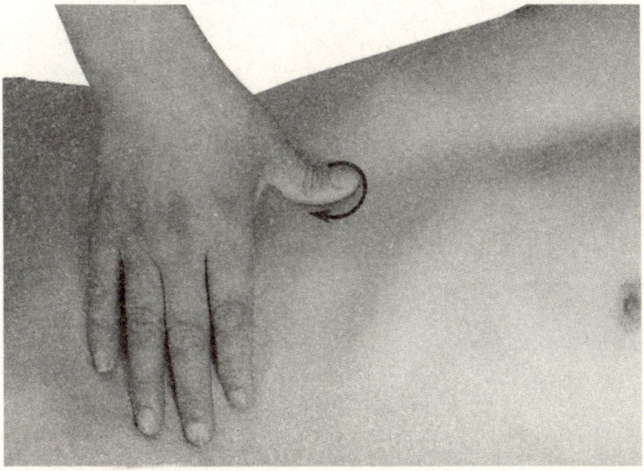

图2－18　中脘

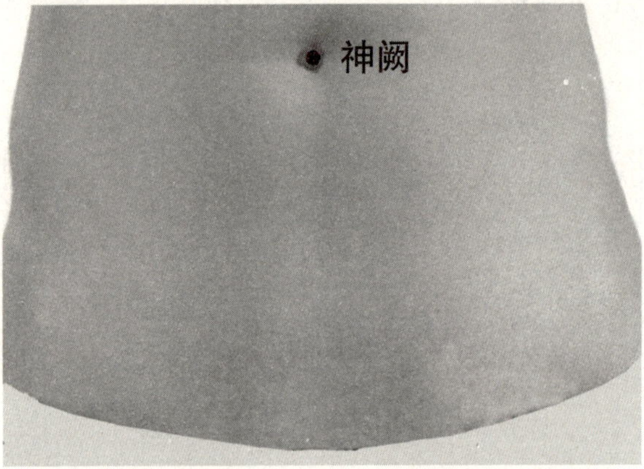

图 2－19　神阙

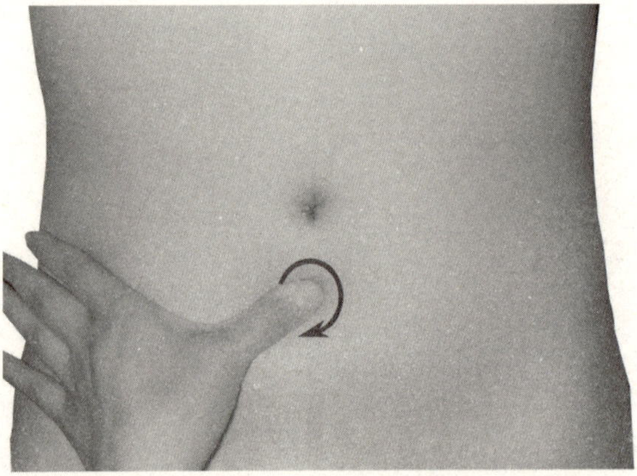

图 2－20　气海

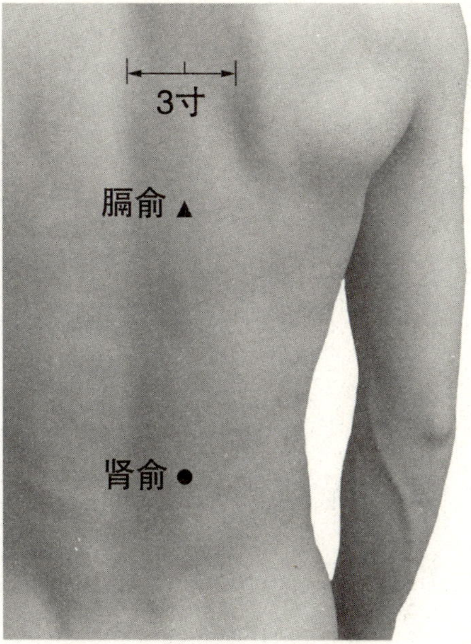

图 2－21　肾俞

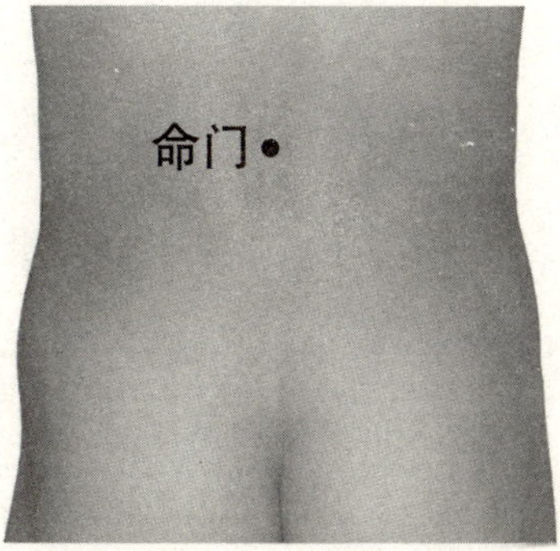

图 2－22　命门

手法：一组为头面、颈部穴，用推压、揉压、点穴法。患者取坐位，先从印堂到头维，头维到太阳，太阳到率谷，率谷到风池推压数次后，再揉压、点按上述穴位；再推两侧桥弓。二组为腹部穴，用揉压、震颤、点穴法进行操作。三组为背腰部穴，用揉擦法，用食、中、无名指指腹在穴位上来回揉擦；横擦腰部肾俞、命门一线，以透热为度。揉、点涌泉穴。每日或隔日 1 次。

十、易疲劳者所患高血压（阴阳两虚型）的指压疗法

易疲劳者所患高血压多属阴阳两虚型，多为肝肾阴阳两虚。症见头昏眼花、耳鸣健忘、腰膝酸软、面色少华、间有烘热、神疲乏力、夜间多尿、肢寒足冷、心悸气急、舌质色淡、脉沉细无力等。此型高血压患者多不耐劳累，过劳则上述症状加重，且以头重

足轻、走路不稳、既不耐热也不耐冷为特点。其治疗重点在调整肝肾的阴阳平衡。

值得注意的是，这一类型的高血压，它的“本”在阴阳两虚，标在“虚阳上亢”。此型高血压病多见于晚期或第Ⅲ期高血压，因临床症状较重而较复杂，治疗收效缓慢。在治疗这类阴阳两虚型高血压的过程中，在滋补肝肾的同时，莫忘镇潜虚阳。

选穴：肾俞、关元、百会、风池、三阴交、太溪。

肾俞、关元（位于人体前正中线上，脐下3寸，图2－23）、三阴交、太溪可滋阴补肾；百会清泻头目，平肝息风；风池疏泄浮阳。

手法：用手掌紧贴百会穴按揉，呈顺时针旋转，1圈为1拍，每次至少做32拍；用双手拇指按揉双侧风池穴，呈顺时针旋转，1周为1拍，每次至少做32拍；肾俞、关元、三阴交、太溪穴均用力按揉3～5分钟即可。

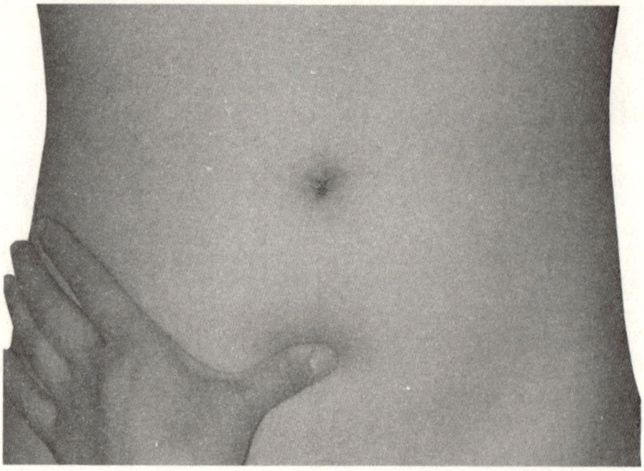

图 2－23　关元

十一、饮食不节引起高血压（痰湿中阻型）的指压疗法

Y 先生在公司经常业务繁忙，吃饭是饥一顿、饱一顿，为应酬也常是大鱼大肉加饮酒。最近他经常感到眩晕头痛、脑涨如蒙、胸腹胀满、恶心、不想吃饭、四肢乏力、困重。去医院检查未发现其他疾病，唯独血压高，达到 160/105mmHg。医生说他患了高血压，原因是饮食不节，脾虚痰湿中阻，治疗当以豁痰降浊为主。

选穴：百会、风池、中脘、曲池、丰隆。

手法：用手掌紧贴百会穴按揉，呈顺时针旋转，1圈为1拍，每次至少做32拍；用双手拇指按揉双侧风池穴，呈顺时针旋转，1周为1拍，每次至少做32拍；中脘、曲池、丰隆穴各按揉3～5分钟。

十二、年老体虚引起高血压（肾精不足型）的指压疗法

年老体虚引起的高血压一般表现为：头晕目眩，心悸耳鸣，腰酸腿软，失眠多梦，夜间多尿。治疗当以滋阴补肾为主。

选穴：肾俞、关元、百会、风池、三阴交、太溪。

手法：用手掌紧贴百会穴按揉，呈顺时针旋转，1圈为1拍，每次至少做32拍；用双手拇指按揉双侧风池穴，呈顺时针旋转，1周为1拍，每次至少做32拍；肾俞、关元、

三阴交、太溪穴各按揉3～5分钟。

十三、长年患有高血压（瘀血阻络型）的指压疗法

瘀血阻络型高血压一般表现为：眩晕，头痛，心悸，健忘，精神不振，面或唇色青紫，舌质暗，有紫斑或瘀点。治疗当以活血化瘀为主。

选穴：合谷、足三里、血海（髌底内侧端上2寸，股内侧肌隆起处）、三阴交、曲池、百会。

手法：找准上述穴位用手或点穴棒逐渐用力捏或点按3～5分钟，疼痛减轻时改为点穴，一松一压为1次。有规律、有节奏地点穴，24次或36次为1遍，稍停片刻（仍保持压穴），再点1遍，共点穴5～8遍，待疼痛缓解后，再继续压穴3～5分钟，以巩固疗效。每次治疗必须在15分钟以上。

日常保健

十四、生气导致高血压（肝阳上亢型）的辅助疗法

1. 决明罗布茶

配方：炒决明子 12 克，罗布麻 10 克。

功效：清热平肝，降压。

主治：适用于高血压病，头晕目眩，躁动不安，属于肝阳上亢类型者。该茶对高血压、高脂血症有较显著的降压、降脂作用，还可以缓解头痛。

用法：上两味药以沸水煮泡 15 分钟即可。每日 1 剂，不拘时间，反复饮用。

2. 注意事项

（1）平时多做有氧运动。

（2）少吃油腻、辛辣刺激食物，多吃蔬菜水果，戒烟戒酒。

（3）注意保持心情舒畅，少生气。需要提醒的是，高血压患者一定要注意情绪变化，千万别生气，否则就可能出现意外。

十五、易疲劳者所患高血压（阴阳两虚型）的辅助疗法

1. 杜仲五味子茶

配方：杜仲 20 克，五味子 9 克。

功效：补肝益肾，滋肾涩精，强筋健骨。

主治：肾虚腰痛，头昏脑涨，失眠，腰腿乏力，阳痿，遗精，神经衰弱。

用法：上药研为粗末，纳入保温瓶中，用沸水适量冲泡，加盖焖 15～20 分钟即可。每日 1 剂，不拘时间，频频饮用。

2. 适宜食物

羊肉、牛肉、鸽肉、鹌鹑、海带、海参、墨鱼、鲍鱼、虾、动物鞭类、动物腰子等。

3. 注意事项

（1）做适当的锻炼，不可过度劳累，睡眠起居有时，不熬夜。

（2）少食辛辣的食物，饮食注意营养搭配。

十六、饮食不节引起高血压（痰湿中阻型）的辅助疗法

1. 参术健脾茶

配方：党参 10 克，白术 10 克，麦芽 10 克，陈皮 10 克。

功效：益脾健胃。

主治：方中党参补中益气，与白术同用以补中健脾，麦芽健脾消食，陈皮化湿行气。全方主治脾虚湿盛。

用法：上药研末放入保温瓶中，用沸水适量冲泡，加盖焖 20～30 分钟即可。每日 1 剂，不拘时间，频频饮用。

宜忌：伤食而中焦积滞壅积者不宜饮用。

2. 注意事项

（1）环境调摄：不宜居住在潮湿的环境里；在阴雨季节，要防止湿邪的侵袭。

（2）饮食调理：少食肥甘厚味，酒类也不宜多饮，且勿过饱。多吃些蔬菜、水果，尤其是一些具有健脾利湿、化痰祛痰作用的食物，如白萝卜、荸荠、紫菜、海蜇、洋葱、枇杷、白果、大枣、扁豆、薏苡仁、红小豆、蚕豆、包菜等。

（3）运动锻炼：应长期坚持体育锻炼，如散步、慢跑、球类运动、游泳、武术、八段锦、五禽戏，以及各种舞蹈。活动量应逐渐增强，让疏松的肌肉逐渐转变成结实、致密的肌肉。气功方面，以动桩功、保健功、长寿功为宜，加强运气功法。

（4）精神调摄：适当增加社会交往活动，多参加集体公益活动，培养广泛的兴趣爱好，合理安排休闲、度假时间，舒畅情志。

（5）生活起居要有规律。

（6）远离烟酒。

十七、年老体虚引起高血压（肾精不足型）的辅助疗法

1. 杞菊茶

配方：菊花 25 克，枸杞 10 克，大枣 5 枚，蜂蜜 30 克。

功效：补益肝肾，养肝明目。

用法：菊花去杂质洗净，入沸水焯一下，捞出切碎，待用；大枣洗净，放温开水中泡 15 分钟，去核待用；将菊花、大枣、枸杞子一起放入水杯，用沸水冲泡，加盖焖 10 分钟后调入蜂蜜即可。每日 1 剂，频频服用。

2. 适宜食物

饮食多吃补肾填精之品，如核桃、黑芝麻、山药、百合、猪腰、枸杞子等，也可食清

蒸甲鱼，以滋养肝肾。多吃壮阳类食物，如狗肉、羊肉、麻雀、牛鞭、羊肾等。多吃黑豆，最好喝五豆汤（红黄白绿黑豆研磨）。

3. 禁忌食物

葱、大蒜、辣椒、韭菜、咖啡等。阴虚者忌食海鲜、羊肉、辛辣之物。

4. 注意事项

（1）少吃辛辣等口味重的食物，多吃水果蔬菜，尽量少喝酒精类饮料。

（2）肾藏精，肾劳精损，应慎房事，劳逸结合。

（3）偏于阳虚者，四肢不温，喜暖畏寒，应注意保暖。偏阴虚者，五心烦热，颧红咽干，可选用菊花、枸杞子、甘草泡水代茶饮，以生津止渴，滋养肾阴。

十八、长年患有高血压（瘀血阻络型）的辅助疗法

瘀血阻络型高血压常见症状有眩晕、健

忘、失眠、心悸，面或唇色紫暗，舌有紫斑或瘀点，脉弦涩或细涩。治疗当以祛瘀生新、活血通窍为原则。眩晕重者，宜安静卧床休息，防止摔倒。

1. 饮食调养

以下是瘀血阻络型高血压常用的食疗方：

（1）桃仁莲藕汤：桃仁 10 克，莲藕 250 克。将莲藕洗净切成小块，与桃仁一起加清水适量煮汤。调味饮汤食莲藕。

（2）桃仁牛血汤：桃仁 10 克，新鲜牛血 200 克。将牛血切成块状，与桃仁一起加清水适量煲汤，加食盐少许调味即可。饮汤食牛血。

（3）当归田七乌鸡汤：乌鸡 1 只，当归 15 克，田七 5 克。先把当归和田七放进清水中浸泡清洗干净，把乌鸡装进一个合适的容器里，然后将洗好的当归、田七，加少许生姜一起码放在乌鸡上，加入适量盐，再倒入清水，注意清水一定要没过乌鸡，然后盖上盖，等把锅烧开之后，上锅隔水蒸，大火蒸3个小时，鸡肉烂熟之后就可以食用了。

2. 适宜食物

枸杞子、核桃仁、大枣、黑芝麻、胡萝卜、黑木耳、蘑菇、山药、西兰花、蜂蜜、红糖、桂圆、姜、燕麦、黄豆、黄豆芽、玉米、红薯、南瓜、芹菜、金针菜、海带等。

可少量饮些红葡萄酒，活血化瘀。

3. 注意事项

（1）少吃过辣、过甜、过于刺激性的食物，还要少喝咖啡、浓茶等。多吃蔬菜水果和清淡的食物。要多喝水，及时补充体内缺少的水分。

（2）保持心情愉快。

（3）血遇温则行，遇凉则停，要注意防寒保暖。

十九、高血压与健康的生活方式

倡导健康的生活方式对于预防高血压具

有至关重要的作用。健康的生活方式不但有利于预防高血压，对已得了高血压的人来说，也有非常积极的意义，摒弃不良的生活方式不但可以使药物治疗更为有效，而且有助于病变逆转，降低并发症。

（一）减轻体重

众多的流行病学研究证实，超重是原发性高血压独立的危险因素。干预试验结果也显示，减重是高血压非药物治疗措施中效果最明显的方法之一。

1. 减重有利于降压

无论是高血压抑或正常血压的肥胖者，减重均可使血压不同程度地下降，伴血容量和心输出量减少、心率减慢、血浆尿酸及血糖、胆固醇减少，并可明显降低同时存在的心血管危险因子水平。

研究表明，减轻体重不仅降低血压，还可以使相当一部分需药物控制的高血压患者停药或减少药物剂量，同时减轻药物的不良反应。因此，减重成为有效的高血压非药物治疗措施之一。

所有超过理想体重的高血压患者均应纳入个体化、被监测、被指导的减重计划中。超重的轻、中度高血压患者，在开始药物治疗前，至少应该用3～6个月的时间来减重和改变生活方式，以期控制高血压。需要药物治疗时，减重计划应继续积极地进行。

2. 减重的方法

减重的方法主要包括限制热量的摄入和通过有规律的体力活动来增加热量的消耗。

限制饮食对减轻体重、防治高血压意义重大。为了健康，食量要节制，营养要平衡。具体应做到以下几点：一日三餐要规律；保持八分饱；限制主食量和油脂量；少吃零食；限制饮酒；进食宜清淡；忌食过咸过甜；不偏食；丰富副食品种；多食粗米粗面、海藻及菌类；多吃黄、绿色蔬菜。

体力活动或运动可消耗热量，减少体内脂肪的储存，也是减轻体重的另一重要方法，应与控制饮食相结合。高血压患者，无论肥胖与否，都要积极参加体力活动或运动，进行有规律的体育锻炼，如慢跑、游泳、骑自行车、登山等，这样既可以控制体重，又起到降低血压的作用。

（二）限盐

限盐能不同程度地降低人群血压或减缓血压随年龄的增长，并增强降压药的降压疗效，从而减少服用降压药的剂量或次数，如配以补钾补钙或减重则效果更佳。

有学者分析了世界上一些大型限盐实验的结果，提出每人每日平均减少摄入钠100mmol，可使每万人群的收缩压平均下降2.2mmHg～10mmHg；高血压患者短期适度限盐可使平均收缩压下降4.9mmHg，舒张压降低2.6mmHg。在50～59岁人群持续5周或5周以上的限盐试验中，每日少摄入钠50mmol，可使高血压患者收缩压下降7mmHg，正常血压者收缩压下降5mmHg。

目前，国内及国际上许多有关控制高血压的专家委员会都将限盐列为控制高血压非药物措施的重要内容。人体对钠的生理需要量仅为每日0.5g，而日常生活中人们膳食中的食盐远超过人体需要。世界卫生组织（WHO）建议人群每日摄盐量应控制在6g以下；美国建议轻、中度高血压患者每日摄盐量应控制在4～6g。

（三）补钾补钙

1. 补钾

一些与世隔绝环境下生活的人群，其血压值不随年龄增长而升高，患高血压病者很少，其膳食结构特点往往是低钠而高钾。

高血压患者，尤其是盐敏感者更应注意

补充钾，这对于防治高血压十分有益。最现实的方法是通过日常生活中多食用含钾丰富的食物来增加钾的摄入量。新鲜蔬菜中绿叶菜如菠菜、苋菜、雪里红、油菜等含钾较多；豆类含钾也丰富；此外，蘑菇、紫菜、海带，以及木耳等菌类也是钾的重要来源。

2. 补钙

流行病学研究发现，人群日均钙的摄入量与其收缩压、舒张压呈显著负相关，提示钙对血压的保护作用。近年来研究发现，钙的防治高血压作用与钠有密切关系，补充钙的摄入有增加尿钠排泄的作用。这说明提高膳食钙有利于拮抗钠对血压的升高作用。

（四）合理膳食

1. 高血压患者的饮食宜忌

（1）碳水化合物类食品

适宜的食品：米饭、粥、面类、葛粉、芋类。

应忌的食品：番薯（产生腹气的食物）、味浓的饼干类。

（2）蛋白质类食品

适宜的食品：牛肉、猪瘦肉、鱼、蛋、牛奶、奶制品（鲜奶油、酵母乳、冰淇淋、乳酪）、大豆制品（豆腐、纳豆、黄豆粉、油豆腐）。

应忌的食品：含脂肪多的食品（牛或猪的五花肉、排骨肉、鲱鱼、金枪鱼等）或加工制品（香肠）、熏肉、油浸沙丁鱼。

（3）脂肪类食品

适宜的食品：植物油、少量奶油、沙拉酱。

应忌的食品：动物油、猪油。

（4）维生素、矿物质类食品

适宜的食品：蔬菜类（菠菜、白菜、胡萝卜、番茄、百合、南瓜、茄子、黄瓜）、水果类（苹果、桔子、梨、葡萄、西瓜）。

海藻类、菌类宜煮熟吃。

应忌的食品：纤维硬的蔬菜（牛蒡、竹笋、豆类）、刺激性强的蔬菜（香辛蔬菜、芫荽、芥菜、葱）。

（5）其他食物

适宜的食品：酵母乳酸菌类饮料。

应忌的食品：香辛料（辣椒、咖喱粉）、酒类饮料、盐浸食物（咸菜类、咸鱼子）、酱菜类、咖啡。

2. 高血压患者应提倡的饮食习惯

（1）控制能量的摄入。提倡吃复合糖类，如淀粉、玉米，少吃葡萄糖、果糖及蔗糖，这类糖属于单糖，易引起血脂升高。

（2）限制脂肪的摄入。烹调时，选用植物油；可多吃海鱼，海鱼含有不饱和脂肪酸，能使胆固醇氧化，从而降低血浆胆固醇，还可抑制血小板的凝集，抑制血栓的形成，从而防止中风的发生，海鱼还含有较多的亚油酸，对增加微血管的弹性，防止血管破裂，防止高血压并发症有一定的作用。

（3）适量摄入蛋白质。高血压患者每日蛋白质的摄入量以每公斤体重1克为宜。每周吃2～3次鱼类蛋白质，可改善血管弹性和通透性，增加尿钠排出，从而降低血压。如高血压合并肾功能不全，应限制蛋白质的摄入。

（4）多吃含钾、钙丰富而含钠低的食品，如土豆、茄子、海带、莴笋。含钙高的食品有牛奶、酸牛奶、虾皮。少吃肉汤类，因为肉汤中含氮浸出物增加，能够促使体内尿酸增加，加重心、肝、肾脏的负担。

（5）限制盐的摄入量。每日盐的摄入量应逐渐减至6克以下（即普通啤酒盖去掉胶垫后一平盖）。这里的食盐量指的是包括烹调用盐及其他食物中所含钠折合成食盐的总量。适当地减少钠盐的摄入有助于降低血压，减少体内的水钠潴留。

（6）多吃新鲜蔬菜和水果。每天吃新鲜蔬菜不少于400克，水果100～300克。

（7）适当增加海产品的摄入。如海带、紫菜、海鱼等。

（五）适量运动

有句话说：“年轻时，用健康换取金钱，年老时，用运动换取健康。”运动除了可以促进血液循环，降低胆固醇的生成外，还能增强肌肉、骨骼与关节的功能。运动能增加食欲、促进肠胃蠕动、预防便秘、改善睡眠。

1. 运动对血压的影响

研究发现，人群中那些久坐少动，缺乏运动者血压偏高，而体力活动多者血压值均偏低，高血压患病率也低。体力活动少者发生高血压的危险性是体力活动多者的1.5倍。无论动物实验还是人群研究均表明，体力活动是独立的降压因素。有规律的体力活动或运动作为预防和治疗高血压的非药物措施之一，越来越引起人们的重视。

2. 运动处方

尽管有人对体力活动或运动降低血压的效果仍持怀疑态度，但多数学者认为，作为控制高血压的一项非药物措施，体力活动具有自然、易行、方便、经济等优点，且对健康还有其他益处，应积极提倡和广泛推广。

高血压患者在体力活动前最好有一张准确、可行和有效的运动处方，该处方应当适应患者的生理条件和病理状况。运动项目主要是一些有氧运动，如散步、跑步、做操、登山、骑自行车、打太极拳等，可由病人根据自己的情况选择。所确定的运动量由以下三个方面决定：运动强度、运动频率与运动持续时间。运动强度是指一定时间内的运动量，通常以运动的目标心率来表示。

3. 运动时的注意事项

（1）运动勿过量或太剧烈、太累，要采取循序渐进的方式来增加活动量。

（2）注意周围环境气候。夏天要避免高温中暑，冬天要注意防寒保暖。

（3）穿着舒适吸汗的衣服和运动鞋，衣服可选用棉质衣料。

（4）选择安全的场所，如公园、学校，勿在巷道、马路边。

（5）运动时切勿空腹，以免发生低血糖。运动可以在饭后 2 小时进行。

4. 运动的禁忌

（1）生病或不舒服时应停止运动。

（2）饥饿时或饭后 1 小时内不宜做运动。

（3）运动中不可立即停止，要遵守运动程序的步骤。

（4）运动中有任何不适现象，应立即停止。

（六）戒烟限酒

1. 戒烟

吸烟会导致高血压。研究证明，吸一支烟后心率每分钟增加5～20次，收缩压增加10～25mmHg。这是因为烟叶内含有的尼古丁（烟碱）会兴奋中枢神经和交感神经，使心率加快，同时也促使肾上腺释放大量儿茶酚胺，使小动脉收缩，导致血压升高。尼古丁还会刺激血管内的化学感受器，反射性地引起血压升高。长期大量吸烟还会促使大动脉粥样硬化，小动脉内膜逐渐增厚，使整个血管逐渐硬化。同时由于吸烟者血液中碳氧血红蛋白含量增多，从而降低了血液的含氧量，使动脉内膜缺氧，加速了动脉粥样硬化的形成。因此，无高血压的人戒烟可预防高血压的发生，患有高血压的人更应戒烟。

2. 限酒

饮酒与高血压的关系一直为人们所关注。

多数流行病学调查表明，饮酒与动脉血压升高即高血压的发生相关联，饮酒量即使不大也有明显升压作用。世界卫生组织（WHO）主张饮酒量每日应少于或相当于白酒1两（即酒精30克）的量。我们提倡高血压患者不饮酒。对于肥胖和正在服降压药的患者，以及患有高血压的孕妇，更应禁酒。

与吸烟相比，饮酒对身体的利弊尚存在争议。不时出现各种报告，有的说饮少量酒有益，有的说有害，但可以肯定的一点是，大量饮酒肯定有害，高浓度的酒精会导致动脉硬化，加重高血压。

（七）保持情绪平稳

高血压患者的心理表现是紧张、易怒、情绪不稳，这些又都是使血压升高的诱因。患者可通过改变自己的行为方式，培养对自然环境和社会的良好适应能力，避免情绪激动及过度紧张、焦虑，遇事要冷静、沉着。

当有较大的精神压力时应设法释放，向朋友、亲人倾诉或多参加轻松愉快的业余活动，将精神倾注于音乐或寄情于花卉之中，使自己生活在最佳状态，从而维持稳定的血压。

二十、高血压的自我管理

（1）定期测量血压，1～2 周应至少测量 1 次。

（2）治疗高血压应坚持“三心”，即信心、决心、恒心。只有这样做才能防止或延缓机体重要脏器受到损害。

（3）定时服用降压药，自己不要随意减量或停药。可在医生指导下根据当前的病情对用药加以调整，防止血压反跳。

（4）条件允许的情况下，可自备血压计及学会自测血压。

（5）除服用适当的药物外，还要注意劳逸结合、平衡膳食、适当运动、保持情绪稳定和睡眠充足。

（6）老年人降压不能操之过急，血压宜控制在140～159mmHg为宜，以减少心脑血管并发症的发生。

（7）老年人及服用去甲肾上腺素能神经末梢阻断药的要防止体位性低血压。

（8）不需要严格禁止性生活，但要注意以下情况：①酒后应禁止性生活；②若有头晕、胸闷等不适应停止性生活，并及时就医。

（9）若出现以下情况，需要及时就医：①服完药血压升高或过低，血压波动大；②出现眼花，头晕，恶心呕吐，视物不清，偏瘫，失语，意识障碍，呼吸困难，肢体乏力等症状时。